# RAPPORT

DU

# DISPENSAIRE ANTITUBERCULEUX

DE

## MULHOUSE (Haut-Rhin)

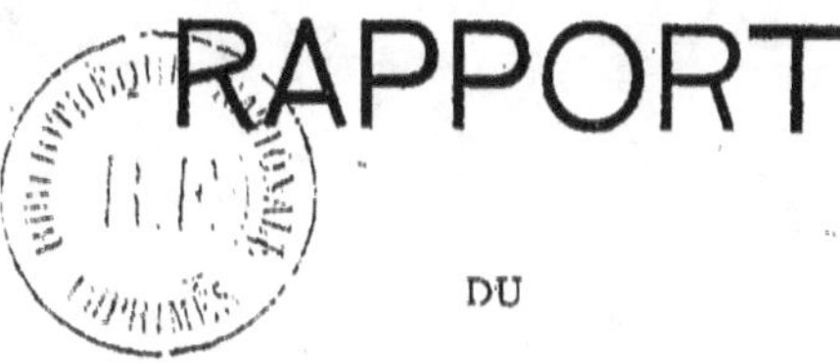

12, Rue du Runtz, 12

———

## Treizième Exercice : Année 1921

———

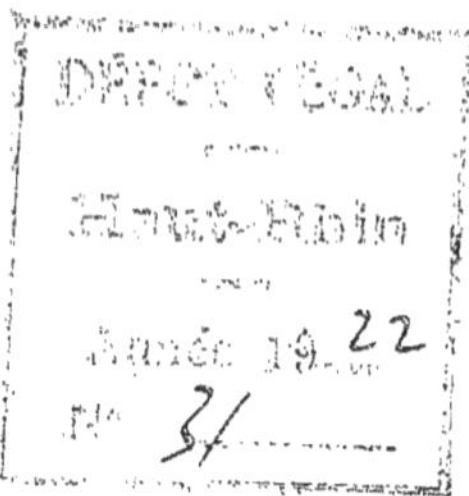

**MULHOUSE**

IMPRIMERIE ERNEST MEININGER

1922

AF343209

# RAPPORT

DU

## DISPENSAIRE ANTITUBERCULEUX

DE

## MULHOUSE (Haut-Rhin)

12, Rue du Runtz, 12

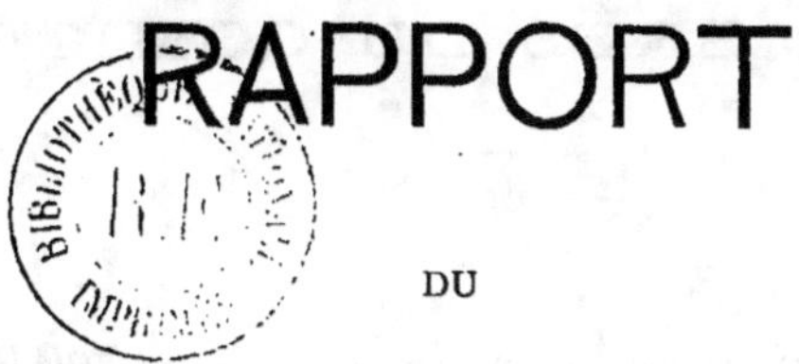

**Treizième Exercice : Année 1921**

**MULHOUSE**

IMPRIMERIE ERNEST MEININGER

1922

8°Te⁷⁷ 1077

# MEMBRES DU COMITÉ

Monsieur C. DE LACROIX, *Président d'honneur*

» A. DE GLEHN, *Président*

Madame LÉON MIEG, *Vice-Présidente*

Monsieur GABRIEL SCHLUMBERGER, *Secrétaire*

» AUGUSTE BURGERT, *Secrétaire-adjoint*

» EMILE DOLLFUS, *Trésorier*

» ALFRED SANDOZ, *Trésorier-adjoint*

Madame F. LAMEY

» PAUL SCHLUMBERGER

Monsieur PAUL SCHLUMBERGER

Madame PAUL SCHOEN

» MARCEL SCHOFF

» CHARLES SCHWARTZ

» ARNOLD SEYRIG

» ALBERT SPOERRY

*Médecins :* Monsieur le Docteur MUTTERER

» » Docteur WILL

# ALLOCUTION DE M. A. DE GLEHN

PRÉSIDENT DU DISPENSAIRE ANTITUBERCULEUX

## A LA RÉUNION ANNUELLE DU GRAND COMITÉ EN JANVIER 1922

---

*Mesdames et Messieurs,*

*Dans le rapport que je vous ai présenté l'an dernier je vous ai dit quelques mots sur l'organisation de l'Association Alsacienne et Lorraine contre la Tuberculose. Je voudrais aujourd'hui vous parler des autres Dispensaires qui se sont fondés dans nos deux provinces.*

*Pour tous ceux qui s'intéressent à la question de la lutte contre la tuberculose, il y a lieu de se réjouir sincèrement des progrès qui se font tous les jours dans l'organisation de nouveaux centres d'action et de voir que nous pouvons espérer que sous peu aucune partie du pays ne sera hors de portée d'une organisation ayant pour but la lutte contre le fléau qui s'appelle la Tuberculose.*

*Vous ayant donné l'an dernier quelques détails sur l'organisation de l'Association Alsacienne et Lorraine à Strasbourg, je n'ajouterai aujourd'hui que quelques mots à ce sujet; mais j'ai pensé que cela vous intéresserait d'avoir quelques renseignements sur les autres Dispensaires de notre pays.*

*Le budget du Dispensaire de Strasbourg se monte à Frs. 80 000 de recettes et Frs. 80 000 de dépenses. Les recettes proviennent de la subvention de la Ville et de celle des Assurances Sociales.*

*Il a été fondé en 1906. Le personnel est composé d'un médecin directeur, aidé de trois autres médecins, d'une infirmière directrice et de quatre religieuses, qui sont infirmières visiteuses.*

*Le Dispensaire de Colmar est alimenté comme suit : sur un budget total de Frs. 33 000, Frs. 12 500 proviennent d'une subvention de la Ville, Frs. 1 500 de l'Assurance Sociale, Frs. 1 500 de l'Association Alsacienne et Lorraine contre la Tuberculose*, Frs. 2 500 de dons particuliers et Frs. 3 750 du Département. Les dépenses sont de Frs. 21 500, dont Frs. 12 975 pour traitements et fonctionnement et Frs. 8 600 pour assistance et prophylaxie. Le personnel se compose d'un médecin directeur, quatre infirmières visiteuses et trois dames bénévoles.

Le *Dispensaire de Schiltigheim* a un budget de Frs. 14 500 environ de recettes, dont Frs. 12 200 subventions départementales et autres et Frs. 2 300 de divers. Il possède un capital de Frs. 9 600. Les dépenses se montent à Frs. 13 360, dont Frs. 8 854 pour assistance et prophylaxie et Frs. 4 500 frais de personnel.

A *Haguenau–Niederbronn* nous trouvons un capital de Frs. 3 500; Frs. 15 700 de subventions communales, départementales et de l'*Association Alsacienne et Lorraine*. Les dépenses sont de Frs. 11 750, dont Frs. 5 150 pour frais généraux et Frs. 6 600 assistance et prophylaxie.

A *Bischwiller*, un capital de Frs. 3 600; subventions diverses Frs. 9 500 de la Ville, de l'*Association Alsacienne et Lorraine*; Frs. 6 080 de dépenses, dont Frs. 4 200 pour frais généraux.

*Sélestat* : Frs. 5 150 de ressources provenant de subventions de la commune, de l'*Association Alsacienne et Lorraine*; Frs. 4 085 de dépenses, dont Frs. 3 250 pour frais généraux.

*Grafenstaden* : Frs. 13 580 de recettes, dont Frs. 7 120 provenant de subventions départementales et de l'*Association Alsacienne et Lorraine*; Frs. 7 875 de dépenses, dont Frs. 5 080 pour frais généraux.

*Wissembourg* : Frs. 8 900 de recettes par subventions communales, départementales et de l'*Association Alsacienne et Lorraine*; Frs. 4 350 de dépenses, dont Frs. 2 500 pour frais généraux.

*Guebwiller* possède un capital de Frs. 19 200. Frs. 9 175 de recettes, provenant de la ville, de l'*Association Alsacienne et Lorraine*, etc. Les dépenses pour assistance, cures, etc., se montent à Frs. 8 700.

*Thann* : Le total des ressources se monte à Frs. 21 600, dont Frs. 17 500 provenant de dons de particuliers, établissements industriels, etc., et Frs. 4 100 subvention de l'*Assurance Sociale*, la commune, etc. Les dépenses se montent à Frs. 18 230.

*Metz :* Les ressources sont de Frs. 15 625, provenant de l'Assurance Sociale, du Département et de l'Association Alsacienne et Lorraine; les dépenses se sont montées à Frs. 20 200.

*Sarreguemines :* Ressources 21 500 Frs., dont Frs. 20 000 subvention de la ville et Frs. 1 250 de l'Assurance Sociale.

En dehors des Dispensaires dont je vous ai parlé plus haut il en existe d'autres à Saverne, Erstein, Molsheim, Obernai, Benfeld, Massevaux, Wesserling, Sainte-Marie-aux-Mines, Neuf-Brisach, Ribeauvillé, et d'autres sont en formation.

D'après ce qui précède, vous voyez que la lutte contre la tuberculose est engagée sérieusement dans nos provinces et dans de bonnes conditions, il s'agit seulement de persévérer dans cette voie et de soutenir ces efforts par tous les moyens.

Notre trésorier vous donnera ce soir un aperçu de nos recettes et de nos dépenses, je n'en parlerai donc pas si ce n'est pour attirer votre attention sur un des points où votre œuvre diffère de celles dont j'ai parlé plus haut.

Le total de nos dépenses pour assistance et prophylaxie (frais généraux exclus) se monte à Frs. 13 752,35. Pour une ville aussi grande que la nôtre, cette somme peut paraître faible en comparaison des chiffres notés pour d'autres villes, telles que Strasbourg, Colmar, etc. Il faut cependant se rappeler que notre organisation est toute autre.

Pour avoir une idée juste des dépenses faites ici pour combattre la tuberculose, il faudrait ajouter aux dépenses figurant sur notre budget un tiers, sinon la moitié, des dépenses de nos huit patronages, dépenses sous forme de nourriture, de fortifiants, huile de foie de morue, lait et secours divers, qui contribuent si utilement à nos efforts. Il faudrait en outre tenir compte de l'aide de la ville pour cures de sanatoriums, de bains salins, séjours à la campagne et à la maison municipale de convalescence à l'Ermitage, du Sanatorium Lalance et de la Galerie de cure Cécile Schlumberger.

Les dépenses faites à Mulhouse pour combattre la tuberculose ne se bornent donc pas aux dépenses qui figurent sur le budget du Dispensaire, savoir Frs. 13 752, et je n'exagère nullement en les estimant à une somme totale de Frs. 75 000 à Frs. 80 000, sinon plus.

Je tiens à constater à cette occasion que nous avons commencé notre œuvre rien qu'avec des contributions recueillies parmi nos concitoyens, et avons pu continuer ainsi jusqu'à la guerre avec la seule addition d'une contribution importante de l'Assurance Maladie et Vieillesse.

Ainsi que vous le verrez par le rapport de notre trésorier, nous avons reçu cette année des dons de Monsieur et Madame Schwartz, Monsieur Ducommun, Mademoiselle Zuber, du Bric à Brac, de la Caisse des Malades, de Monsieur et Madame Albert Sandoz, Monsieur Fischer de Sélestat, Madame Albert Spoerry, Monsieur Edouard Schlumberger, Monsieur et Madame Gustave Schoen, Madame Funffrock, la famille Mantz et de Monsieur Daniel Schoen. Le montant total de ces dons s'élève à 13 500 Frs.

En votre nom je remercie de tout cœur les personnes qui sont venues ainsi nous aider dans notre tâche. C'est un précieux encouragement pour nous.

Nous avons reçu encore de l'Institut d'Assurance Sociale une subvention de Frs. 9 000 et de la Fondation André Schwartz Frs. 6 000.

Nous sommes d'autant plus reconnaissants pour ces subventions qu'elles assurent la stabilité de notre œuvre.

Vous vous associerez certainement avec moi pour présenter aux donateurs nos plus sincères remerciements.

Si je vous dis que le nombre des consultations pendant l'année a été de 2123 et que le nombre de nos dossiers est de plus de 4 000, vous vous rendrez compte que le travail qui incombe à nos médecins, à notre secrétariat et à notre service d'inspection est très ardu, et je suis convaincu que vous vous joindrez à moi pour leur exprimer ici toute notre reconnaissance pour le dévouement dont il font preuve.

Je vous ai montré comment l'œuvre du Dispensaire se complète par la collaboration de la Ville, des Patronages, du Sanatorium Lalance et de la Colonie de Vacances. Je tiens, en terminant, à répéter encore une fois combien cette collaboration nous est précieuse.

# COMPTE-RENDU

DE LA

## treizième année d'exercice du Dispensaire antituberculeux de Mulhouse

(1er octobre 1920 au 1er octobre 1921)

## par le Docteur MUTTERER

———

Le total des consultations données au Dispensaire pendant sa treizième année d'exercice s'est élevé à 2123 (contre 1908 l'année précédente), celui des personnes nouvellement examinées à 475 (contre 481). Parmi ces dernières, il y avait 85 hommes, 159 femmes, 231 enfants. Près d'un tiers d'entre elles (148) présentait des signes certains de tuberculose pulmonaire (61 au premier, 65 au deuxième et 22 au troisième degré), 34 étaient atteintes de scrofulose ou de tuberculose externe sans lésions pulmonaires, 102 indemnes de toute affection tuberculeuse, et 201 furent gardées en observation comme suspectes ou menacées de tuberculose.

Si parmi les personnes examinées pour la première fois les enfants prédominent, cela tient surtout au fait que, selon l'usage adopté en général par les dispensaires, nous avons l'habitude d'examiner tous les enfants appartenant à des familles où il y a des personnes atteintes de tuberculose pulmonaire contagieuse. C'est pourquoi la proportion de cas indemnes parmi les nouveaux examinés est beaucoup plus élevée chez les enfants que chez les adultes (86 cas indemnes et 77 suspects ou prédisposés contre 38 atteints de tuberculose pulmonaire et 30 atteints de scrofulose ou d'une manifestation quelconque de tuberculose externe, tandis que chez les adultes il y avait 42 indemnes et 88 suspects contre 110 tuberculeux pulmonaires et 4 malades atteints de tuberculose externe). Cet examen préventif des enfants exposés à la contagion est d'autant plus important que nous disposons heureusement de différentes institutions permettant de combattre à temps les premières menaces d'une infection possible. Nous reviendrons tout à l'heure sur ce sujet quand nous parlerons des mesures prises par le Dispensaire pour remplir le rôle prophylactique qui forme la partie essentielle de sa tâche.

Des 261 familles nouvellement inscrites dans le courant de l'année, 30 habitaient le Quartier des Nouvelles-Cités, 40 celui de la Chaussée de Dornach, 49 celui des Anciennes-Cités, 18 celui du Faubourg du Miroir, 22 celui du Sud, 40 celui du Centre, 15 celui du Faubourg de Bâle, 14 Dornach; 33 enfin se répartissaient sur différentes communes des environs. En effet, bien qu'il ne nous soit pas possible d'étendre nos enquêtes domiciliaires au-dehors de Mulhouse, nous acceptons généralement les personnes non domiciliées en ville lorsqu'elles appartiennent à des caisses de malades ayant leur siège ici.

Parmi les logements visités pour la première fois dans le courant de l'année, 30 % se trouvaient au rez-de-chaussée, 25 % au premier étage, 14 % au second ou au troisième, 31 % aux mansardes. C'est donc, comme nous l'avons déjà souvent remarqué, dans les rez-de-chaussée et dans les mansardes que nous avons rencontré le plus fréquemment la tuberculose: phénomène qui s'explique, dans le premier cas, par le manque fréquent d'une insolation suffisante des locaux habités; dans le second cas, par le fait que les appartements des mansardes sont généralement petits, donc plus exposés à être surpeuplés, et qu'ils abritent d'habitude les familles les plus pauvres.

Les logements des familles nouvellement inscrites se composaient dans 7 % des cas d'une seule chambre, dans 41 % de deux chambres, dans 40 % de trois, dans 10 % de quatre chambres. La surface habitée, cuisine comprise, était dans 25 % des cas inférieure à 30 mètres carrés, dans 56 % de 30 à 40 m², dans 19 % supérieure à 50 m². L'état d'entretien des locaux habités a été trouvé bon dans 51 %, passable dans 32 % et mauvais dens 17 % des cas.

La moyenne des chambres et des lits disponibles pour les familles visitées pour la première fois dans le courant de l'année a été de 53 chambres et de 68 lits pour 100 personnes. Cette proportion est un peu plus défavorable que l'année dernière, où elle était de 65 chambres et de 72 lits par 100 personnes; mais elle ne diffère pas beaucoup des chiffres moyens relevés avant la guerre. La même observation s'applique à la manière de coucher de nos tuberculeux visités pour la première fois. 18 % couchaient seuls dans leur chambre, 35 % seuls dans leur lit, 44 % avec un autre membre de leur famille, tandis que dans quatre cas nous avons trouvé trois personnes et une fois même quatre enfants dans un lit. Là aussi, les chiffres relevés sont un peu plus défavorables que l'année dernière.

Il ne faut pas oublier, en effet, que la pénurie des logements, loin de s'atténuer, n'a fait qu'augmenter ces derniers temps. Il est rare maintenant que nous puissions avoir recours à cette mesure souvent si nécessaire de procurer à une famille mal logée un appartement mieux approprié à ses besoins. La création de logements ouvriers devient un besoin de plus en plus urgent, et elle forme notamment une condition essentielle du succès de la lutte contre la tuberculose. L'insuffisance de l'habitation crée, on ne saurait assez le répéter, dans bien des cas des obstacles très graves aux efforts dirigés contre la propagation de cette maladie. Ainsi, pour ce qui concerne l'isolement si indispensable du tuberculeux au milieu de sa famille, elle empêche non seulement souvent de procurer au malade sa chambre à lui, mais parfois même aussi de placer le nombre de lits nécessaire pour lui permettre de coucher seul. Et pourtant, c'est là le moins qu'on doive exiger à ce point de vue.

Mais, si la question du logement présente à l'heure actuelle des difficultés qui peuvent sembler à certains égards presque

insurmontables, il n'y a pas lieu de nous laisser rebuter pour
cela. Le Dispensaire doit, au contraire, avoir pour tâche de tirer
le meilleur parti possible des circonstances données, et, là où la
solution radicale désirable ne peut pas entrer en ligne de compte,
il y a souvent moyen tout de même d'obtenir des améliora-
tions. C'est alors surtout que l'expérience et l'ingéniosité du
personnel visiteur jouent un rôle considérable; il y a en effet
tant de détails, d'une grande importance au point de vue hygié-
nique, qui échappent à l'œil non averti, et il faut souvent si
peu de chose pour remédier à de graves inconvénients!

L'éducation antituberculeuse, commencée aux consultations
médicales et continuée à domicile par les visites du personnel
du Dispensaire et des patronages, peut être considérée comme
la condition essentielle d'une bonne réussite des efforts dirigés
contre le propagation de la phthisie. Sans le collaboration intel-
ligente du malade et de sa famille, les mesures prises risquent
trop souvent de rester sans effet. C'est ce qu'ont aussi très bien
compris les sanatoriums, qui, en s'appliquant à inculquer des
principes d'hygiène aux tuberculeux confiés à leurs soins,
assurent le mieux la durée des résultats obtenus par les cures.

Sans constituer une panacée universelle, même pour les
cas peu avancés, la cure du sanatorium est toujours la mesure
la plus efficace parmi celles employées pour guérir ou améliorer la tuberculose, et cela, comme nous venons de le voir, non
seulement pour ses résultats immédiats, mais aussi pour les
effets éloignés dus à l'habitude d'une bonne discipline hygiéni-
que prise par le malade pendant son séjour dans l'établissement.
C'est pourquoi les cures que l'Institut d'Assurance sociale fait
faire à ses assurés nous sont, malgré leur durée parfois trop
courte (dix à treize semaines), d'un secours inappréciable dans
la lutte contre la tuberculose, et nous ne manquons jamais d'y
avoir recours aussi souvent que l'occasion s'en présente.

Pour les malades non assurés, le placement dans des sanatoriums se heurte en ce moment-ci à de grandes difficultés, surtout vu l'impossibilité presque absolue dans laquelle nous nous

trouvons de les envoyer en Suisse, à cause de la différence des changes. Pourtant le Dispensaire a supporté dans trois cas une partie des frais de cures, à Leysin, à Arosa et à Langenbruck; quelques autres malades ont été envoyés à nos frais et à ceux des patronages soit à la campagne, soit à l'hôpital de Moosch.

Pour les enfants, nons avons été heureux de voir se rouvrir, en octobre 1920, le Sanatorium Lalance. Le Dispensaire ayant pris lui-même deux lits de fondation, et un certain nombre d'autres lits ayant été mis à sa disposition par leurs fondateurs, nous sommes en mesure d'y faire admettre la grande majorité des enfants tuberculeux suivis par nous, en tant qu'il s'agit de cas de tuberculose pulmonaire au début ou de cas de tuberculose externe n'ayant besoin d'aucun traitement opératoire.

Les envois d'enfants scrofuleux dans des stations de bains salins ont eu lieu comme les années précédentes, et un grand nombre de petits malades de cette catégorie, appartenant à des familles suivies par nous, a pu participer à ces cures. Nous avons aussi pu faire admettre, comme jusqu'ici, un certain nombre d'enfants prédisposés ou menacés, mais non encore atteints de tuberculose, à la Maison municipale de Convalescence pour enfants, qui a été transférée, dans le courant de l'été, de Pfastatt à l'Ermitage.

La Colonie de jeunes filles menacées de tuberculose a passé, comme l'année dernière, quatre semaines à Vermondans près de Montbéliard, du 27 mai au 24 juin. Le Dispensaire et les patronages y envoyèrent à leurs frais 25 jeunes filles, qui toutes virent leur état sensiblement amélioré. Les augmentations de poids atteignirent une moyenne de 2 kg. 720; deux fois elles furent de 4 et deux fois de 5 kg. *)

------

*) Nous donnons ci-dessous quelques extraits du rapport des conductrices de la Colonie de Vermondans, Mesdemoiselles Schuffenecker et Wenger :

« Les jeunes filles s'habituèrent vite à la vie de la Villa des Fleurs, et aucune n'eut le mal du pays. La nourriture était suffisante et bien préparée.

La Galerie de cure Cécile Schlumberger au Hasenrain fut fréquentée du 1<sup>er</sup> mai au 30 octobre par 21 femmes atteintes de tuberculose pulmonaire, qui y firent des séjours variant de un à trois mois. Chez la grande majorité d'entre elles, les résultats obtenus furent très satisfaisants. Deux seulement, plus malades que les autres, durent interrompre la cure pour cause de fièvre : l'une d'elles fut admise en traitement à l'hôpital. Des 19 autres, 17 accusèrent des augmentations de poids variant de 1 à 4 kg. pour celles qui passèrent deux ou trois mois à la Galerie, et de $\frac{1}{2}$ à 2 kg. pour celles qui n'y passèrent qu'un mois.

Pour les cas avancés de tuberculose, nous avons, comme jusqu'ici, fait notre possible pour les sortir de leur milieu, en les faisant aller à l'hôpital. Lorsque cette mesure n'était pas exécutable, nous nous sommes appliqués de notre mieux à diminuer les occasions de contact avec les autres membres de la famille, en tâchant qu'ils puissent coucher seuls dans leur chambre, en leur prêtant des lits, etc.

Les différentes mesures prises pour empêcher qu'un tuberculeux contagieux ne propage son mal dans son entourage

---

Chaque jour après le repos, on faisait des excursions plus ou moins longues, et, le temps nous favorisant, les enfants trouvèrent l'une plus belle que l'autre. Après quelques jours déjà, l'accord parfait se fit entre elles, et la joie, si bonne à la santé, fut bientôt générale. Les soirées furent bien remplies par des jeux sur les prés à proximité de la maison, et souvent nous y prenions part, au grand plaisir des enfants. Un piano ayant été mis gracieusement à notre disposition, plusieurs jeunes filles en profitèrent pour étudier. Les dimanches et les jeudis soir, la musique, le chant, des récits et même de petites pièces firent la joie de notre petite troupe. A l'occasion de la fête de Vermondans, nos petites actrices ont joué « La Crise des Logements », petite saynète très amusante, en remerciement des gâteries offertes à titre gracieux par Monsieur et Madame Faivre (propriétaires de la Villa des Fleurs). . . . . Par les journées chaudes, l'eau fraîche de la rivière contribuait beaucoup à faire oublier l'excessive chaleur. Tous les dimanches matin, la colonie se rendit à Pont-de-Roide, les unes à l'église, les autres au temple. Monsieur le curé et Monsieur le pasteur firent l'éloge de la bonne tenue des petites Alsaciennes. La conduite et la santé des élèves (à l'exception de quelques cas, heureusement peu graves) furent satisfaisantes. »

constituent en général le rôle essentiel des Dispensaires : rôle dont l'importance est surtout grande au point de vue de la protection de l'enfance. On sait, en effet, que c'est à cet âge, et le plus souvent au foyer familial, que le germe de la maladie se prend d'habitude ; aussi tout ce que l'on fait pour améliorer l'hygiène du logement et pour y diminuer les chances de dissémination de la tuberculose sert-il, en toute première ligne, à garantir ces jeunes êtres si accessibles à la contagion. Mais, pour pouvoir remplir ce rôle prophylactique, qui est la raison d'être du Dispensaire, il importe avant tout que nous connaissions autant que possible tous les cas contagieux ; et c'est pourquoi nous insistons auprès de toutes les personnes susceptibles de nous aider dans notre tâche, particulièrement auprès des médecins, pour les prier de nous adresser non seulement les cas légers, mais avant tout aussi tous les cas *avancés* de tuberculose. En admettant même qu'il n'y ait rien à faire pour le malade lui-même, ce n'est pas une raison pour ne pas nous le signaler, au contraire ; car ce que nous pourrons toujours entreprendre dans un cas pareil, c'est de veiller à ce que son entourage, et tout particulièrement ses enfants, soient protégés dans la mesure du possible contre le danger de contamination émanant de lui. Nous pourrons aussi, comme nous l'avons déjà dit plus haut, examiner ces enfants exposés à la contamination, et parfois même déjà atteints sans qu'on le sache. Il nous sera possible ainsi de prendre à temps les dispositions nécessaires pour tâcher de les sauver, et, en veillant à l'amélioration de l'hygiène du logement, c'est-à-dire non seulement du logement en lui-même, mais aussi de la manière d'y vivre, nous empêcherons que les résultats acquis par des cures éventuelles ne soient de nouveau compromis après le retour au foyer familial.

# RAPPORT FINANCIER DE L'EXERCICE 1920/21

par M. Emile Dollfus, Trésorier du Dispensaire.

---

Les **recettes** de l'exercice du 1er octobre 1920 au 30 septembre 1921 se montent à la somme de.... Frs. 34 749,33

se divisant comme suit:

| | | |
|---|---|---|
| Subvention de l'Institut d'Assurances sociales | Frs. | 9 000,— |
| Dons divers.......................... | » | 19 475,— |
| Intérêts divers........................ | » | 2 392,68 |
| Remboursements de cures................ | » | 3 327,50 |
| Recettes diverses...................... | » | 554,15 |
| Total des recettes... | Frs. | 34 749,33 |

Nous avons de plus touché comme intérêts sur des titres allemands.............. Mks. 551,12

qui ne sont pas valorisables et que nous conservons sans utilisation pour le moment.

Nos **dépenses** ont été les suivantes:

## 1) Dépenses d'exploitation :

| | | |
|---|---|---|
| Honoraires et traitements................ | Frs. | 11 469,65 |
| Loyer, assurances, impôt................. | » | 1 566,15 |
| Frais de bureau, chauffage, éclairage ....... | » | 2 097,16 |
| Analyses et désinfections ............... | » | 122,80 |
| Frais divers.......................... | » | 493,13 |
| Au total..... | Frs. | 15 748,89 |

## 2) Secours divers :

Colonies de vacances, cures et sanatorium .. Frs.     9 788,45
Patronages .....................................     »     2 455,50
Lits et crachoirs................................     »     1 508,40

Au total..... Frs.     13 752,35

Le total des dépenses est de :

Exploitation............................... Frs.     15 748,89
Secours ...................................     »     13 752,35

Total ..... Frs.     29 501,24

Les recettes ayant été de.................. Frs.     34 749,33

Il y a un excédent de recettes de.......... Frs.      5 248,09

Si l'on compare les résultats de cet exercice avec celui de l'année précédente, l'on constate une augmentation de dépenses de..... Frs.     7 962.59

et en regard une augmentation de recettes de  Frs.     10 542,93

Ces constatations affirment le développement de notre institution et les services qu'elle rend et qu'elle pourra rendre encore, se sentant soutenue par tous ceux qui se rendent compte de l'importance de la tâche à remplir.

L'Institut d'Assurances sociales a tenu à marquer l'intérêt qu'il nous porte et en même temps sa satisfaction des résultats obtenus, en portant sa subvention annuelle de **Frs. 7 500** à **Frs. 9 000.**

Les dons divers ont augmenté de plus de **Frs. 4000.** Je saisis cette occasion pour remercier l'Institut d'Assurances et vos généreux donateurs.

Cette année, les intérêts sont venus s'ajouter à nos recettes; l'an dernier, je n'avais pu en tenir compte.

Les dépenses se sont augmentées sensiblement ; il est utile de souligner que, si les frais d'exploitation ont haussé d'environ **Frs. 2 600,** les secours divers ont haussé d'environ

**Frs. 5 200.** Il est bien dans notre rôle de consacrer la majeure partie de nos ressources à des secours effectifs.

Il ne faut pas perdre de vue d'ailleurs que ces secours ne se bornent pas à ceux donnés par le Dispensaire et qu'il faut y ajouter tous ceux distribués par les divers Patronages sur l'indication du Dispensaire, sans qu'il soit possible de donner à cet égard un chiffre même approximatif.

## Liste des dons reçus durant l'exercice 1920/21.

| | | |
|---|---|---:|
| M. et Mme J. Schwartz, en mémoire de leur fils | Frs. | 600,— |
| M. Ducommun | » | 1 250,— |
| Mlle Zuber | » | 25,— |
| Le Bric à Brac | » | 400,— |
| Caisse des Malades | » | 500,— |
| M. de Glehn | » | 3 000,— |
| M. et Mme Alb. Sandoz | » | 1 000,— |
| M. Fischer (Sélestat) | » | 150,— |
| Mme Alb. Spoerry | » | 500,— |
| M. Ed. Schlumberger | » | 2 000,— |
| M. Gustave Schoen | » | 50,— |
| Mme Funfrock | » | 500,— |
| Les membres de la famille Mantz | » | 3 000,— |
| M. Daniel Schoen | » | 500,— |
| Fondation André Schwartz | » | 6 000,— |
| Total | Frs. | 19 475,— |

BIBLIOTHÈQUE NATIONALE IMPRIMÉS

www.ingramcontent.com/pod-product-compliance
Lightning Source LLC
LaVergne TN
LVHW021816060726
842528LV00004B/1363